BEI GRIN MACHT SICH IHR
WISSEN BEZAHLT

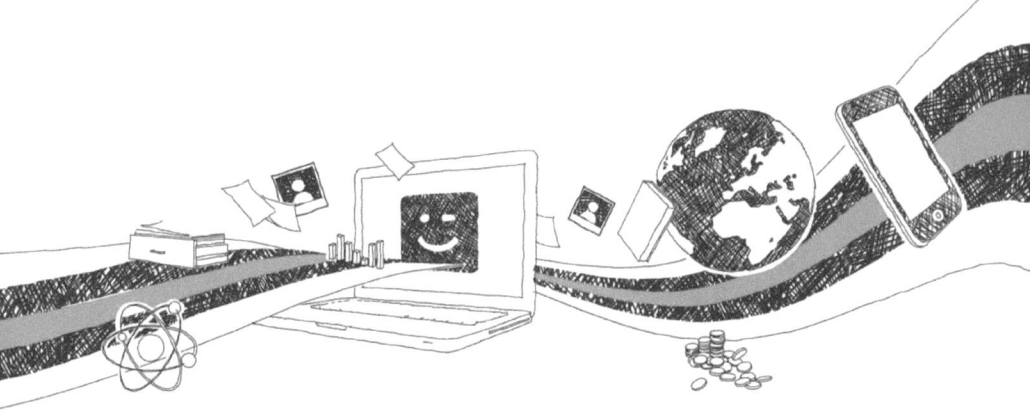

- Wir veröffentlichen Ihre Hausarbeit,
  Bachelor- und Masterarbeit

- Ihr eigenes eBook und Buch -
  weltweit in allen wichtigen Shops

- Verdienen Sie an jedem Verkauf

Jetzt bei www.GRIN.com hochladen
und kostenlos publizieren

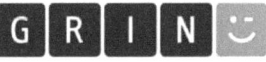

Bibliografische Information der Deutschen Nationalbibliothek:

Die Deutsche Bibliothek verzeichnet diese Publikation in der Deutschen National-bibliografie; detaillierte bibliografische Daten sind im Internet über http://dnb.d-nb.de/ abrufbar.

Dieses Werk sowie alle darin enthaltenen einzelnen Beiträge und Abbildungen sind urheberrechtlich geschützt. Jede Verwertung, die nicht ausdrücklich vom Urheberrechtsschutz zugelassen ist, bedarf der vorherigen Zustimmung des Verla-ges. Das gilt insbesondere für Vervielfältigungen, Bearbeitungen, Übersetzungen, Mikroverfilmungen, Auswertungen durch Datenbanken und für die Einspeicherung und Verarbeitung in elektronische Systeme. Alle Rechte, auch die des auszugsweisen Nachdrucks, der fotomechanischen Wiedergabe (einschließlich Mikrokopie) sowie der Auswertung durch Datenbanken oder ähnliche Einrichtungen, vorbehalten.

Impressum:

Copyright © 2017 GRIN Verlag
Druck und Bindung: Books on Demand GmbH, Norderstedt Germany
ISBN: 9783668757066

Dieses Buch bei GRIN:

https://www.grin.com/document/434191

Stephanie Krüger

Krankenkassen in Deutschland. Private und gesetzliche Krankenversicherung

GRIN Verlag

GRIN - Your knowledge has value

Der GRIN Verlag publiziert seit 1998 wissenschaftliche Arbeiten von Studenten, Hochschullehrern und anderen Akademikern als eBook und gedrucktes Buch. Die Verlagswebsite www.grin.com ist die ideale Plattform zur Veröffentlichung von Hausarbeiten, Abschlussarbeiten, wissenschaftlichen Aufsätzen, Dissertationen und Fachbüchern.

Besuchen Sie uns im Internet:

http://www.grin.com/

http://www.facebook.com/grincom

http://www.twitter.com/grin_com

Hausarbeit

Angebotsstrukturen im Gesundheitswesen
Thema 2: Krankenkassen in Deutschland

Modulverantwortliche(r) Hochschullehrer(in):

SRH Fernhochschule

Modul: Angebotsstrukturen im Gesundheitswesen

Studiengang: Gesundheitsmanagement (B.A.)

Von:

Stephanie Krüger

Studiengang: Gesundheitsmanagement (B.A.)

Inhaltsverzeichnis

Abkürzungsverzeichnis

Tabellenverzeichnis

Einleitung

Unter der Regierung des Reichskanzlers Otto von Bismarck wurde 1883 das Krankenversicherungsgesetz für Arbeiter vom Reichstag verabschiedet. Das Gesetz sollte die gesundheitliche Versorgung aller Arbeiter absichern sowie die Leistungen der Krankenversorgung und die Beiträge der Versicherten und Arbeitgeber regeln. Am 1. Dezember 1884 trat es schließlich in Kraft und somit auch die Krankenversicherungspflicht.[1]

Im Laufe der Jahre gab es viele Erweiterungen und Änderungen der Sozialgesetzgebung, was zu unserem heutigen Sozialstaat geführt hat. Die allgemeine Versicherungspflicht für alle Bürger bildete sich heraus und Krankenversicherungsarten mit ihren Versicherungsträgern entstanden.

Heute besteht das Versicherungssystem aus einem komplexen System von Krankenversicherungen, Leistungserbringern, Wahlmöglichkeiten, Ausgaben- und Leistungssteuerungen, Verbänden und Organisationen, auf das im Folgenden genauer eingegangen wird.

---

[1] Vgl. Ratgeber-Krankenversicherung, 2012, Geschichte der Krankenversicherung

1. Arten der Krankenversicherung

Die Krankenversicherung ist ein Teil der sozialen Sicherung und dient dazu, die Gesundheit der Versicherten zu erhalten, wiederherzustellen oder den Gesundheitszustand zu verbessern.[2] In Deutschland existieren zwei Arten der Krankenversicherung: die private und die gesetzliche Krankenversicherung.

1.1 Gesetzliche Krankenversicherung

Die gesetzliche Krankenversicherung (GKV) ist eine Organisationsform des Staates, welche die Aufgaben der Daseinsvorsorge für die Bürger organisiert. Die Trägerschaft der GKV sind die Krankenkassen. Dazu zählen die:

- Ortskrankenkassen (AOK)
- Betriebskrankenkassen (BKK)
- Innungskrankenkassen (IKK)
- Sozialversicherung für Landwirtschaft, Forsten und Gartenbau
- Deutsche Rentenversicherung Knappschaft-Bahn-See
- Und die Ersatzkassen (Barmer GEK, DAK, TK, etc.)

Die Hauptaufgabe der Krankenkassen ist der Vollzug der Sozialgesetzgebung. Sie erfüllen demnach staatliche Aufgaben. Das hat zur Folge, dass sie einer Staatsaufsicht unterliegen. Die Gründung, Vereinigung, Auflösung, Schließung, Satzung oder der Haushalt bedürfen der Genehmigung der zuständigen Aufsichtsbehörde. Diese muss auch mindestens alle fünf Jahre die Geschäfts-, Rechnungs- und Betriebsführung aller Krankenkassen auf ihre Gesetzmäßigkeit und Wirtschaftlichkeit prüfen. Für landesunmittelbare Krankenassen – Krankenkassen, deren Zuständigkeitsbereich sich über mehr als drei Bundesländer erstreckt – ist das Sozialministerium die zuständige Aufsichtsbehörde, für Stadtstaaten übernimmt die entsprechende Senatsbehörde die Aufgabe der Staatsaufsicht. Bundesunmittelbare Krankenkassen – Krankenkassen, die sich über das Gebiet eines Landes hinaus erstrecken – unterstehen der Rechtsaufsicht des Bundesversicherungsamtes.

---

[2] § 1 SGB V

Die Krankenkassen sind durch die GKV als mittelbarer Staatsverwaltung, den gleichen Grundsätzen wie das staatliche Verwaltungshandeln unterworfen. Somit können gegen die Entscheidungen einer Krankenkasse Widersprüche eingelegt werden, welche als Klage vor das Sozial- und Verwaltungsgericht gehen. Das gewährleistet den Versicherten den gleichen Schutz gegenüber den Krankenkassen wie gegenüber den staatlichen Entscheidungen.

Krankenkassen sind selbstverwaltete Körperschaften des öffentlichen Rechts und besitzen einen Vorstand und einen Verwaltungsrat. Der Verwaltungsrat wird alle sechs Jahre durch die Mitglieder der Krankenkassen gewählt. Er entscheidet über die Satzung, Satzungsleistung, den Haushalt und den kassenindividuellen Zusatzbeitrag. Der Verwaltungsrat wiederum wählt dann den Vorstand. Seine Aufgabe ist die Verwaltung, die gerichtliche und die außergerichtliche Vertretung der Krankenkassen. Da die Grundzüge der inneren Organisation, der Leistungskatalog und die Vertragsbeziehungen zu den Leistungserbringern weitgehend festgelegt sind, ist der Spielraum der Selbstverwaltung relativ begrenzt. Lediglich die Selbstverwaltung über die Festsetzung von Beitragssätzen ist geblieben, bedürfen aber einer Genehmigung.

Die Finanzierung erfolgt durch einen Gesundheitsfonds. Dieser wird durch einen für alle Krankenkassen einheitlichen allgemeinen Beitragssatz finanziert und aus diesem erhalten die Krankenkassen ihre Zuweisungen. Der Beitragssatz wird vom Bundesministerium für Gesundheit durch Rechtsverordnungen festgesetzt. Reichen die Zuweisungen aus dem Gesundheitsfonds nicht aus um die Ausgaben zu decken, obliegt es der Krankenkasse Zusatzbeiträge festzulegen oder zu erhöhen.

Die Aufgaben der Krankenversicherung ist die Erhaltung, Wiederherstellung und Besserung der Gesundheit des Versicherten. Um diese Aufgabe erfüllen zu können müssen bestimmte Leistungen gewährleistet werden. Dazu zählen die:
- Verhütung von Krankheiten
- Früherkennung von Krankheiten
- Behandlung von Krankheiten

- Medizinische Rehabilitation
- Empfängnisverhütung und Sterilisation
- Zahlung von Krankengeldern bei Schwangerschaftsabbruch

Die Leistungen der Krankenkassen sind in einem Leistungskatalog klar definiert und erfolgen nach dem Sachleistungsprinzip. So sind ärztliche und zahnärztliche Behandlungen, Krankenhausaufenthalte, Arznei-, Heil- und Hilfsmittel, bestimmte haushaltsnahe Dienstleistungen, Präventionsmaßnahmen und Kranken- und Mutterschaftsgeld fest in den Leistungen verankert. Dabei ist zu beachten, dass die Leistungen ausreichend und zweckmäßig sind. Außerdem müssen sie dem Stand der medizinischen Erkenntnisse entsprechen und den medizinischen Fortschritt berücksichtigen. Sie dürfen das Maß des Notwendigen nicht überschreiten und müssen wirtschaftlich erbracht werden.

Die Leistungen lassen sich in zwei Gruppen einteilen: den Sachleistungen und den Geldleistungen. Sachleistungen betreffen die Verhütung, Früherkennung und Behandlung von Krankheiten sowie die Rehabilitation. Krankengelder und Mutterschaftsgeld zählen zu den Geldleistungen.

Um die Leistungen erbringen zu können schließen die Krankenkassen Verträge mit Leistungserbringern, welche von den Krankenkassen ausgezahlt werden. Leistungserbringer sind alle Personengruppen, die Leistungen in der gesundheitlichen Versorgung von Versicherten anbieten, wie z.B. Vertragsärzte, Krankenhäuser, Apotheken, etc. Sie sind gesetzlich oder vertraglich dazu verpflichtet im Bedarfsfall alle medizinisch notwendigen Leistungen zu erbringen. Bei Medikamenten, Krankenhausaufenthalten oder ambulanten Leistungen kann der Versicherte zu einer Zuzahlung herangezogen werden.

Statt Sachleistungen können auch Kostenerstattungen erbracht werden, sofern die Krankenkassen dies anbieten. Dies tritt ein, wenn die Krankenkasse nur einen Teil der Kosten übernimmt.

Zum Versichertenkreis der GKV zählen alle sozialversicherungspflichtigen Beschäftigten, deren sozialversicherungspflichtiges Einkommen unter der Versicherungspflichtgrenze liegt und Bezieher von Leistungen der gesetzlichen Rentenversicherung und von Arbeitslosengeld I und II. Ehegatten ohne eigenes Einkommen und Kinder bis zu einer gewissen Altersgrenze sind beitragsfrei über den versicherten Ehegatten oder die Eltern mitversichert[3]. Der Eintritt in eine gesetzliche Krankenversicherung ist Pflicht, es sei denn, das Entgelt des sozialversicherungspflichtigen Arbeitnehmers liegt über der Versicherungspflichtgrenze, dann ist er von der Pflicht befreit und wird automatisch ein freiwilliges Mitglied der GKV. Wer genau Pflichtversichert ist, wird im Sozialgesetzbuch festgelegt.[4] Wer nicht versicherungspflichtig ist hat die Möglichkeit sich freiwillig unter gewissen Bedingungen in der GKV zu versichern. Allgemein unterscheidet man unter Pflichtversicherte, freiwillig Versicherte und beitragsfrei mitversicherte Familienangehörige.

Pflichtversicherte haben die Möglichkeit zwischen den Krankenkassen zu wählen, während die Krankenkassen einem Kontrahierungszwang unterliegen. Das heißt Krankenkassen sind dazu verpflichtet Versicherte in ihrem Zuständigkeitsbereich aufzunehmen, unabhängig vom Gesundheitszustand oder sonstigen Merkmalen des Versicherten.

In Deutschland existieren derzeit 113 gesetzliche Krankenkassen, auf welche sich ca. 71,4 Millionen Versicherte verteilen. 55,2 Millionen der Versicherten sind auch Mitglieder. Mit rund 7,5 Millionen Mitgliedern ist die Barmer GEK zurzeit die größte der gesetzlichen Krankenkassen in Deutschland. Mit einem durchschnittlichen Beitragssatz von 14.6% haben die Krankenversicherungen rund 224,15 Milliarden Euro eingenommen und einen Überschuss von 1,38 Milliarden Euro erwirtschaftet. Somit lassen sich Ausgaben in Höhe von 222,77 Milliarden Euro berechnen.[5]

1.2 Private Krankenversicherung

Die private Krankenversicherung (PKV) bildet eine Alternative zur GKV und unterscheidet sich in einigen Merkmalen von ihr.

Die Rechtsgrundlagen der PKV basieren auf dem Versicherungsvertragsrecht, dem Unternehmensrecht und dem Aufsichtsrecht, welche durch das

---

[3] § 5 SGB V
[4] § 5 SBG V
[5] Vgl. Statista, abgerufen am 11.07.2017, Statistiken zur Krankenversicherung

Bundesaufsichtsamt für das Versicherungswesen (BAV) kontrolliert werden. Zudem ist das BAV für die Beaufsichtigung der Finanzen zuständig.

Die PKV-Unternehmen bedürfen zwar keiner Genehmigung für allgemeine Versicherungsbedingungen und Tarifen und können diese frei festlegen, das BAV hat allerdings das Recht Korrekturen durchzuführen.

Die PKV wird von privatrechtlichen Versicherern in den Rechtsformen einer Aktiengesellschaft oder eines Versicherungsvereins auf Gegenseitigkeit betrieben. Die Aktiengesellschaften werden von den Anteilseignern geleitet und die Gewinne gehen direkt an die Aktionäre. Anders ist dies in der Rechtsform Versicherungsverein auf Gegenseitigkeit. Hier sind die Versicherungsnehmer zugleich auch Mitglieder des Vereins und Träger des Versicherungsvereins. Der Versicherungsverein auf Gegenseitigkeit verwaltet sich selbst durch Vertreter der Versicherungsnehmer und Überschüsse fließen entweder in die Rücklagen oder werden an die Versicherungsnehmer ausgezahlt.

Sollen die Beiträge der Versicherungsnehmer angepasst werden, bedarf es der Zustimmung eines unabhängigen Treuhänders. Dieser muss sicherstellen, dass bei der Berechnung der Prämien und der mathematischen Rückstellungen, die versicherungsmathematischen Methoden eingehalten werden. Zudem muss er prüfen, ob sich die Verpflichtungen aus den Versicherungsverträgen mit der Finanzlage des Unternehmens erfüllen lassen können.

Um den Beitragssatz eines Versicherten zu berechnen nutzt die PKV das Äquivalenzprinzip. Der Beitrag richtet sich nach Gesundheitszustand, Lebensalter bei Eintritt, Geschlecht und Umfang der versicherten Leistungen und wird somit risikoäquivalent kalkuliert. Die Beitragskalkulation erfolgt für einzelne Alters- und Versichertengruppen, wodurch die Beiträge mit zunehmenden Alter ansteigen. Zudem können Risikozuschläge für bestimmte Versichertengruppen oder einzelne Versicherte mit überdurchschnittlichem Erkrankungsrisiko erhoben werden. Um zu hohe Beiträge mit zunehmenden Alter zu vermeiden werden die Beiträge für jüngere Versicherte höher angesetzt als es zur Deckung der Leistungsausgaben notwendig ist. Die daraus resultierenden Überschüsse, werden dann als Rücklage auf den Kapitalmarkt angelegt und sollen die steigenden Behandlungskosten im Alter abdecken.

In der Regel werden Leistungen in Form von Kostenerstattungen gewährt, da die PKV-Unternehmen keine Versorgungsverträge mit Leistungserbringern schließen und die Versicherten somit zum direkten Vertragspartner werden. Begibt sich ein Versicherter in ärztliche Behandlung, stellt der Leistungserbringer dem Versicherten eine Rechnung aus, welche der Versicherte zu begleichen hat. Anschließend kann er diese seiner Krankenversicherung vorlegen und eine Kostenrückerstattung einfordern. Die Höhe der Kostenerstattung ist abhängig vom gewählten Versicherungstarif und den vertraglich vereinbarten Prozentsatz des Rechnungsbetrages. Da Krankenhauskosten oft sehr hoch ausfallen, fordern Krankenhäuser von Privatpatienten meist eine Vorauszahlung für zumindest einen Teil der Behandlung. Aus diesem Grund haben ein Teil der PKV-Unternehmen die Vereinbarung mit zahlreichen Krankenhäusern getroffen, dass eine Begleichung der Krankenhausrechnung direkt durch die Krankenversicherung erfolgt.

Private Krankenversicherungen bieten die Möglichkeit von Selbstbehalten an. Das bedeutet, dass ein Versicherter einen Teil der Behandlungskosten selbst zu tragen hat, bis der vereinbarte Selbstbehalt überschritten wurde. Erst dann erstattet die Versicherung die angefallenen Rechnungen. Die Höhe des Selbstbehalts wird vorher vertraglich festgesetzt. Je höher der Selbstbehalt, desto niedriger ist die Versicherungsprämie.

Außerdem gewähren die privaten Krankenversicherungen Beitragsrückerstattungen, wenn in einem Kalenderjahr keine oder nur sehr geringe Leistungen in Anspruch genommen worden sind.

Das Leistungsspektrum der PKV umfasst Vollversicherungen und Zusatzversicherung für einzelne Leistungen. Die Krankheitsvollversicherung ist die Hauptversicherungsart der PKV. Privat krankheitsvollversichert ist, wer ausschließlich in der PKV versichert ist und diese nicht als Ergänzung zum GKV-Schutz abgeschlossen hat. Dazu zählen auch die beihilfeberechtigten Personen, wie z.B. Beamte. Die Krankheitsvollversicherung wird in verschiedenen Modellen mit unterschiedlichen Leistungsumfang angeboten. Der Versicherungsnehmer muss sich aus dem Gesamtangebot das gewünschte

Leistungspacket zusammenstellen, für das mit dem Versicherungsunternehmen ein individueller Versicherungsvertrag abgeschlossen wird.

Der Grundversicherungsschutz der PKV, aber auch der GKV, kann durch Zusatzleistungen ergänzt oder verbessert werden. Sie können sowohl von GKV-Versicherten als auch von PKV-Versicherten in Anspruch genommen werden. Zu den Zusatzversicherungen zählen die Krankentagegeldversicherung, Krankenhaustagegeldversicherung und die Pflegezusatzversicherung. Mit der Krankentagegeldversicherung wird der Verdienstausfall im Krankheitsfall abgesichert. Bei der Krankenhaustagegeldversicherung wird für jeden Tag im Krankenhaus eine vertraglich festgelegte Summe an den Versicherten ausgezahlt. Die Pflegezusatzversicherung besteht aus zwei verschiedenen Formen. Das Pflegetagegeld sieht vor, dass pro Tag der Pflegebedürftigkeit eine vertraglich festgelegte Summe ausgezahlt wird. Die Pflegekostenversicherung sieht vor, dass ein prozentualer Anteil der tatsächlich entstandenen Pflegekosten erstattet wird.

Zu den Versicherungsnehmern der PKV zählen Arbeiter und Angestellte mit einem Verdienst oberhalb der Versicherungspflichtgrenze sowie Selbstständige, Freiberufler und Beamte. Ein Wechsel von der GKV in die PKV ist erst dann möglich, wenn die Versicherungspflichtgrenze überschritten ist, und die Versicherung mit Ablauf des Kalenderjahres endet.

Da die PKV keinem Kontrahierungszwang unterliegt, obliegt es ihr Antragsteller nach einer Risikoprüfung oder fehlenden Informationen über den Gesundheitszustand abzulehnen.

Aus diesem Grund waren vor den Jahr 2007 speziell Selbstständige, Freiberufler, Beamte aber auch freiwillige GKV-Versicherte ohne Versicherungsschutz. Um diesen aber für alle Bürger zu gewährleisten wurde 2007 mit dem GKV-Wettbewerbsstärkungsgesetz[6] der Standardtarif eingeführt, welcher 2009 vom Basistarif abgelöst wurde.[7]

Der Basistarif ist ein vom Gesetzgeber definiertes Produkt, welches sich an den Versicherungsumfang der GKV orientiert. Die PKV unterliegt im Basistarif einem Kontrahierungszwang und muss Antragsteller auch ohne eine

---

[6] BGBl I, S. 378
[7] Vgl. Krankenkassen, 2017, Basistarif hat den Standardtarif abgelöst

Risikoprüfung aufnehmen und denselben Leistungsumfang wie in der GKV gewährleisten. Zur Erfüllung der Leistungen darf die PKV maximal den Höchstbeitrag der GKV berechnen.

Beamte haben in der PKV einen Sonderstatus. Sie erhalten von ihrem Arbeitgeber für die Hälfte ihrer Behandlungskosten „Beihilfe" und müssen sich nur für die übrigen nicht gedeckten Kosten versichern. Diese Beihilfe zahlt der Staat aber nur für die PKV, was daran liegt, dass die GKV Sachleistungen gewährt und keine speziellen Beamtentarife anbietet.

Ein Wechsel von der PKV in die GKV ist allerdings erschwert, um zu verhindern, dass junge Arbeitnehmer die günstigen PKV-Prämien nutzen und mit dem Prämienanstieg im Alter in die GKV wechseln.

Zur allgemeinen Interessenvertretung der privaten Krankenversicherungen, der privaten Pflegeversicherungen und der Mitgliedsunternehmen der PKV besteht der PKV-Verband. Er bezieht Stellung zu sozial- und ordnungspolitischen Fragen, nimmt an parlamentarischen Anhörungen teil und bringt die PKV-Position und die nationale und europäische Gesetzgebung. Zu seinen Aufgaben zählt außerdem die Beratung der Mitgliedsunternehmen in Grundsatzfragen der Tarifgestaltung.

Aktuell besteht der PKV-Verband aus 41 Mitgliedsunternehmen. Davon gehören 17 zu den Versicherungsvereinen auf Gegenseitigkeit und 24 zu den Aktiengesellschaften. Des Weiteren kommen sieben außerordentliche Mitgliedsunternehmen und zwei verbundene Einrichtungen – die Krankenversorgung der Bundesbahnbeamten und die Postbeamtenkrankenkasse – hinzu.

Um Mitglied im PKV-Verband zu werden, muss das Geschäft in Deutschland betrieben werden und es bedarf einer Zulassung des Unternehmens durch die Bundesanstalt für Finanzdienstleistungsaufsicht (BaFin) oder einer Landesaufsichtsbehörde.

Der aktuell größte private Krankenversicherer ist die Debeka. Insgesamt sind 8,77 Millionen Menschen in Deutschland Krankenvollversichert.

Mit Beitragseinnahmen von 37,25 Milliarden Euro und ausgezahlten Versicherungsleistungen von 26,54 Milliarden Euro haben die privaten

Krankenversicherungen im Mai 2017 gemeinsam 10,71 Milliarden Euro Gewinn gemacht. Im Jahr 2016 sind 120 Tausend Menschen von der GKV in die PKV gewechselt.[8]

---

[8] Vgl. Statista, abgerufen am 11.07.2017, Statistiken zur Krankenversicherung

2. Gesetzliche und private Krankenversicherung im Vergleich

2.1 Unterschiede der GKV und PKV

	PKV	GKV
Leistungsgrundsatz	Medizinische Notwendigkeit	- Ausreichend - Zweckmäßig - Wirtschaftlich - Dürfen das Maß des Notwendigen nicht überschreiten
Umfang des Versicherungsschutzes	Freie Tarifwahl	Gesetzlich vorgegebener einheitlicher Tarif bei allen Anbietern
Zukunftssicherheit	- Privatrechtliches Vertragsprinzip - lebenslange Garantie des Leistungsumfangs	- Gesetzliche Eingriffe können jederzeit vorgenommen werden
Finanzierung	- Kapitaldeckungsprinzip - Jeder Versicherte und jede Altersgruppe sorgt mit Altersrückstellungen für sich vor	- Umlageprinzip - Möglichst viele junge Berufstätige finanzieren möglichst wenige kranke Rentner
Vertragspartner	- Nein - Freie Wahl über Leistungserbringer	- Ja - An Vertragspartner gebunden
Beitragssatz	Personengebundene Beitragserhebung	Einkommensabhängige Beitragserhebung

Kontrahierungszwang	Nein	Ja
	(Ausnahme Basistarif)	
Versicherte Personen	- Beschäftigte mit sozialversicherungs-pflichtigem Einkommen über der Versicherungspflicht-grenze	- Pflichtversicherte mit sozialversicherungs-pflichtigem Einkommen unter der Versicherungs-pflichtgrenze
	- Beamte	- Freiwillig Versicherte
	- Selbstständige	- Beitragsfrei
	- Freiberufler	mitversicherte
		Familienangehörige
Leistungsprinzip	Kostenerstattungsprinzip	Sachleistungsprinzip

Tabelle 1   Unterschiede der GKV und PKV
(Quelle: Eigene Darstellung in Anlehnung an Prof. Dr. Wassmann, H., 2016,
S. 44 und pkv-ratgeber, 2014, S.12)

2.2 Gemeinsamkeiten der GKV und PKV

Obwohl die gesetzliche und die private Krankenversicherung überwiegend Unterschiede im System aufweisen, gibt es auch einige, wenn auch wenige Gemeinsamkeiten.

Das betrifft zum einen das Entgeltsystem für die allgemeinen Krankenhausleistungen, die für eine medizinisch zweckmäßige und ausreichende Versorgung notwendig sind. Die Krankenhausleistungen gehören zum Leistungskatalog der GKV und werden von den Wahlleistungen abgegrenzt. Die Kosten der erbrachten Leistungen werden nach einer DRG-Fallpauschale abgerechnet, dessen Höhe sich nach der Diagnose und dem Schweregrad der Erkrankung richtet. An der Entwicklung dieses Entgeltsystems beteiligen sich sowohl die Deutsche Krankenhausgesellschaft und der Spitzenverband Bund der GVK als auch der Verband der Privaten Krankenversicherung. Durch die Einbeziehung der PKV wird zum Ausdruck gebracht, dass die Entgelte für die allgemeinen Krankenhausleistungen für alle Benutzer einheitlich sind.

Zum anderen haben Versicherte von beiden Krankenkassen die gleichen Preisnachlässe beim Erwerb von Arzneimitteln. Im Jahr 2011 trat das Arzneimittelneuordnungsgesetz in Kraft, welches rasant steigende Arzneimittelpreise eindämmen sollte. Mit diesem Gesetz wird die PKV mit der GKV gleichgesetzt, um zu verhindern, dass die Apotheken ihre Verluste, welche sie beim Verkauf an gesetzlich Versicherte erleiden würden, bei den privat Versicherten ausgleichen, indem sie dort die Preise noch höher ansetzen als sie ohnehin schon waren.

In §1 Abs. 2 SGB XI ist geschrieben: „In den Schutz der sozialen Pflegeversicherung sind kraft Gesetzes alle einbezogen, die in der gesetzlichen Krankenversicherung versichert sind. Wer gegen Krankheit bei einem privaten Krankenversicherungsunternehmen versichert ist, muss eine private Pflegeversicherung anschließen."[9] Kurz erklärt: Wer krankenversichert ist, muss auch pflegeversichert sein!

Somit ist eine weitere Gemeinsamkeit der Krankenversicherungen die Pflegeversicherungen. Die gesetzlich Krankenversicherten versichern sich in der sozialen Pflegeversicherung (SPV), während die privat Krankenversicherten sich in der privaten Pflegepflichtversicherung (PPV) versichern. Dabei ist die PPV gesetzlich dazu verpflichtet die Vertragsleistungen so festzusetzen, dass sie in Art und Umfang den Leistungen der SPV entsprechen. Lediglich bei der Berechnung des Beitragssatzes bleiben die Unterschiede bestehen.

---

[9] § 1 SGB XI

3. Versicherungswahlmöglichkeiten

In Deutschland gibt es die Wahlmöglichkeit zwischen der gesetzlichen und der privaten Krankenversicherung, doch die Möglichkeit zwischen diesen beiden Versicherungsarten zu wählen ist deutlich eingeschränkt, was die Tarife und die Versicherten betrifft.

GKV-Pflichtversicherte und ihre mitversicherten Familienangehörigen haben demnach keine Wahlmöglichkeit, da sie laut Gesetz automatisch in die gesetzliche Krankenversicherung eingestuft werden und keine Möglichkeit haben in die PKV zu wechseln. Sie können zwar zwischen den Krankenkassen wählen aber diese bieten hauptsächlich den gleichen Leistungsumfang an und haben nur einen geringen Leistungsunterschied zu anderen Krankenkassen.

Zwischen der gesetzlichen und der privaten Krankenversicherung können lediglich jene wählen, deren Einkommen oberhalb der Versicherungspflichtgrenze liegt oder deren berufliche Stellung keine GKV-Versicherungspflicht vorsieht. Doch auch für diese Versicherten ist die Wahlmöglichkeit begrenzt. Beihilfeberechtigte Beamte können zwar zwischen den Versicherungsarten wählen, allerdings ist ein Eintritt in die gesetzliche Krankenversicherung für sie unattraktiv, da die Beihilfe vom Arbeitgeber mit dem Eintritt in die GKV entfällt und Beamte den Beitragssatz zu 100 % selbst tragen müssen. Da der Arbeitgeberanteil bei mindestens 50% liegt handelt es sich um eine spürbare Summe Geld, die der Beamte in diesem Fall mehr zahlen muss.

Aber auch GKV-Versicherte, die mit Überschreiten der Versicherungspflichtgrenze ein Recht auf die PKV haben, haben es deutlich schwerer. Die private Krankenversicherung ist berechtigt Beiträge dem Gesundheitszustand, individuellen Merkmalen wie Alter und dem Erkrankungsrisiko anzupassen indem sie Prämienzuschläge oder Leistungsausschlüsse verlangt. Zudem ist sie berechtigt Versicherte auch vollständig abzulehnen, da sie keinem Kontrahierungszwang unterliegen. Das gilt auch für die mitversicherte Familienangehörige, die in der PKV nicht beitragsfrei versichert sind.

Demnach ist die Möglichkeit zwischen der privaten und der gesetzlichen Krankenversicherung zu wählen auf eine relativ kleine Gruppe beschränkt, da

GKV-Pflichtversicherte und ihre Familienangehörigen von vornherein ausgeschlossen werden und Beamten, kinderreichen Familien und kranken sowie älteren Personen der Wechsel besonders erschwert wird.

Wichtig zu erwähnen ist auch, dass ein Wechsel hauptsächlich nur in eine Richtung möglich ist: nämlich in Richtung PKV. Ein Wechsel zurück in die gesetzliche Krankenversicherung ist mit einer Reihe Voraussetzungen verknüpft. Es müssen bestimmte Versicherungsbedingungen erfüllt werden und das 55. Lebensjahr darf noch nicht vollendet sein.[10]

---

[10] Vgl. Jacobs, K., Schulze, S., (2006), S. 14-16

4. Familienversicherung

Eine Studie von Hendrik Dräther zur Bedeutung der Familienversicherung[11] zeigt, dass die Familienversicherung sowohl eine solidarische als auch eine unsolidarische Wirkung hat.

In der gesetzlichen Krankenversicherung werden durch die Familienversicherung Verheiratete mit einem nichterwerbstätigen Partner und Personen mit Kindern begünstig, was die Familienversicherung für diese Personengruppen attraktiv macht. Für unverheiratete und kinderlose Personen wird die solidarisch finanzierte GKV durch die Familienversicherung wiederum reizlos und können sich ihr – sofern sie nicht versicherungspflichtig sind – entziehen. Aus diesen und weiteren Gründen wurden zahlreiche Möglichkeiten vorgeschlagen, die eine Veränderung der beitragsfreien Mitversicherung von Familienangehörigen vorsieht.

Dazu zählt zum Beispiel die Abschaffung der Familienversicherung für den Ehepartner, was zur Folge hätte, dass der finanzielle Vorteil in der GKV verloren geht und der Anreiz zu einem Wechsel in die PKV steigt. Das führt zwar in der GKV zu niedrigeren Beitragssätzen für alle Personengruppe, da der Beitrag des nicht erwerbstätigen Ehepartners nun zusätzlich in den Gesundheitsfonds fließt, allerdings ist die Veränderung nur gering. Die Beitragssenkung kann auch nur im geringen Maße eine Abwanderung in die PKV vermeiden bzw. eine vermehrte Absicherung in der GKV herbeiführen.

Ein weiterer Reformvorschlag ist, dass die Krankenversicherung der Kinder – sowohl aus der GKV als auch aus der PVK – als gesamtgesellschaftliche Aufgabe betrachtet wird und deren Finanzierung aus Steuermitteln erfolgt. Dadurch gehen zwar die finanziellen Vorteile der GKV für Personen mit Kindern verloren, aber auch die Nachteile der PKV werden beseitigt, wodurch diese attraktiver wird.

Ob die Familienversicherung nun bestand hat oder nicht: Es ändert nichts daran, dass die gesetzliche Krankenversicherung keine risikoäquivalenten Beiträge erhebt, die sich zudem nach der Leistungsfähigkeit richten, denn sie bleibt bei der solidarischen Finanzierung. Wenn die Ziele umverteilt werden, müssen zum Erreichen dieser Ziele immer auch die Zahler neu geordnet

---

[11] Drähter, H., 2006, S. 49-64

werden. Die Versicherungspflichtgrenze stellt für freiwillig Versicherte daher die Ausweichmöglichkeit PKV zur Verfügung, von der auch potenzielle Umverteilungszahler Gebrauch machen können. So oder so hat die Familienversicherung eine Selektionswirkung zwischen der GKV und der PKV.

5. Gestaltungsmöglichkeiten zur Leistungs- und Abgabensteuerung

In der gesetzlichen Krankenversicherung sind die Leistungen klar in einem Leistungskatalog definiert und auch deren Auszahlung wird gesetzlich bestimmt. Somit ist der Gestaltungspielraus in der GKV für die Leistungen und Abgabensteuerung relativ klein gehalten. Anders sieht das in der privaten Krankenversicherung aus. Da sie eine privatrechtliche Versicherung ist, stehen ihr mehrere Wege zur Leistungs- und Abgabensteuerung zur Verfügung. Wenn die gesetzlichen Rahmenbedingungen es zulassen, können die privaten Krankenversicherungen auf verschiedene Weise auf die Effizienz und die Qualität der medizinischen Versorgung Einfluss nehmen.

5.1 Gestaltung der Versicherungsverträge

Die Krankenversicherung kann Selbstbeteiligungen, Beitragsrückerstattungen, Leistungsobergrenzen und andere Formen der Risikobeteiligung gegenüber dem Versicherten erheben. Durch diese Risikobeteiligung wird dem Versicherten verdeutlicht, welche finanziellen Konsequenzen seine Entscheidung zu bestimmten Leistungen bringt und erhält somit den Anreiz nur auf notwenige Leistungen oder Leistungen, die ein günstiges Preis-Qualität-Verhältnis aufweisen, zurückzugreifen. Selbstbehalte können von der Versicherung aber nur dann eingefordert werden, wenn der Versicherte auch einen tatsächlichen Einfluss auf die Inanspruchnahme hat und zwischen Preis- und Qualitätsangebote auf dem Arbeitsmarkt wählen kann. Grund dafür ist, dass dem Versicherten das medizinische Wissen fehlt um bei akuten Krankheitsfällen die Notwendigkeit von Leistungen zu beurteilen.

Dem Versicherungsunternehmen ist es auch erlaubt einen direkten Einfluss auf die Inanspruchnahme auszuüben. Es kann, durch z.B. dem Case-Management, die verschiedenen Schritte des Behandlungsprozesses zeitlich und institutionell Koordinieren. [12]

---

[12] Vgl. Sehlen, S., (2006), S. 78-79

5.2 Gestaltung der Vergütung der Leistungserbringer

Leistungserbringer werden in der Regel durch Pauschalen vergütet. Diese Pauschalen werden je Behandlungsfall und je Versicherten gewährleistet. Um die Vergütungshöhe festzulegen, orientiert man sich an der Morbidität des Versicherten. Je genauer die Vergütungshöhe der Morbidität angepasst ist, desto geringer ist das Risiko für den Leistungserbringer, die medizinisch notwendige Versorgung bereitzustellen. Zeitgleich schränken die Krankenkassen damit die Gefahr einer zu hohen Vergütung ein.

Eine weitere Vergütungsform kann eine Gewinn- bzw. Verlustbeteiligung an nachträglich festgestellten Mehr- oder Minderausgaben sein. Die Einzelleistungsvergütung bleibt dabei erhalten. Das kann ähnliche finanzielle Anreize für die Leistungserbringer wie die Pauschale bewirken und auch hier ist eine Risikoeinschätzung des Versicherten von Nöten.

Nicht nur die Versicherten können durch eine Risikobeteiligung gesteuert werden, sondern auch die Leistungserbringer. Diese können sich finanziell höher absichern, wenn das subjektive Risiko der Versicherten und der Leistungserbringer begrenzt wird, ohne das die finanzielle Belastung der Versicherten sich verändern.[13]

5.3 Selektive Kooperation mit Leistungserbringern

Durch Kooperationen mit Leistungserbringer kann die Wirtschaftlichkeit und die Qualität der Versorgung gesteigert werden. Arbeiten die Leistungserbringer wirtschaftlich und mit einer überdurchschnittlichen Qualität der Leistungen, so kann das Versicherungsunternehmen Versicherte dorthin lenken. Diese profitieren dann von der Effizienz und Qualität der Leistungen. Gleichzeitig wird auf dem Gesundheitsmarkt ein Qualitäts- und Preiswettbewerb gefördert.

Die Lenkung der Versicherten kann durch vertraglich festgehaltene Leistungserbringer erfolgen und somit die Wahlfreiheit begrenzen. Entscheidet sich der Versicherte für einen anderen Leistungserbringer, so steht es dem

---

[13] Vgl. Sehlen, S., (2006), S. 80-81

Versicherungsunternehmen frei höhere Selbstbeteiligungen abzurechnen oder die Leistungen nur zum Teil zu erstatten.[14]

---

[14] Vgl. Sehlen, S., (2006), S. 82

6. Einkommensselektion zwischen GKV- und PKV-Versicherten

In der Regel haben Versicherte, die ein Einkommen oberhalb der Versicherungspflichtgrenze haben, eine Wahl zwischen der gesetzlichen und der privaten Krankenversicherung. Wer unterhalb dieser Grenze liegt ist GKV-Pflichtversichert. Aus finanzieller Sicht lohnt es sich für Personen, die über der Versicherungspflichtgrenze liegen, sich in einer privaten Krankenversicherung zu versichern. Daher haben privat Versicherte in jedem Fall ein überdurchschnittlich hohes Einkommen.

Die Einkommensselektion lässt sich empirisch beobachten, indem man das durchschnittliche Gesamteinkommen der Versicherten der GKV und der PKV im Jahr errechnet und miteinander vergleicht. Um einen realistischen Vergleich anstellen zu können müssen dazu die GKV-Pflichtversicherten ausgenommen werden, da diese über keine Wahlmöglichkeit verfügen und somit vom Selektionsverfahren ausgeschlossen sind. Lediglich die freiwillig GKV-Versicherten und die PKV-Versicherten dürfen aufgrund ihrer Wahlmöglichkeit einbezogen werden.

Johannes Leinert hat dazu 2006 Berechnungen auf Basis statistischer Zahlen angestellt.[15] So ermittelte er, dass es 2003 in der PKV ein durchschnittliches Gesamteinkommen von 38.109 Euro pro Kopf im Jahr existierte. Bei den GKV-Mitgliedern betrug das jährliche Gesamteinkommen im Durchschnitt nur 22.658 Euro pro Kopf. Unterteilt man die Versicherten in die Gruppe der Arbeiter, Beamten, Rentnern, Selbstständigen, Arbeitslosen und nicht Erwerbstätigen so stellt man auch hier fest, dass, mit Ausnahme der Arbeitslosen, das durchschnittliche Gesamteinkommen der PKV-Versicherten höher ist als der GKV-Versicherten.

Die Einkommensselektion führt dazu, dass der GKV hohe Beitragssätze entzogen werden, da die Versicherten, auf die hohe Beiträge in der GKV zukommen würden, in die PKV wechseln.

---

[15] Vgl. Leinert, J., (2006), S. 31-47

7. Krankenversicherungssystem der Zukunft

Aufgrund des demographischen Wandels wird die gesetzliche Kranken- und Pflegeversicherung immer mehr belastet und der fortlaufende medizinische Fortschritt beinhaltet kostenintensivere Behandlungen. Es kommt die Frage auf, wie sich das Gesundheitssystem in Zukunft finanzieren lassen soll, wenn die Kosten weiter steigen und die Rücklagen für die Gesundheitsversorgung immer weiter abnehmen.

In den letzten zehn Jahren wurden zur Dämmung der zunehmenden Gesundheitsausgaben einige Reformen eingeführt, wie z.B. das DRG-System oder das GKV-Wettbewerbsstärkungsgesetz. Doch das fortwährende Einführen neuen Reformen kann das Gesundheitssystem langfristig nicht sanieren.

Ein erster Lösungsansatz zur Sanierung ist unter anderem eine transparente und rationale Wertabwägung der medizinischen Leistungen. Für Medikamente gibt es bereits eine Kosten-Nutzen-Analyse welche auch bei klinischen Leistungen eingesetzt werden soll. So kann eine Behandlungsmethode künftig effektiver und effizienter gestaltet werden.

Des Weiteren kann ein „Value-Based Purchasing"-Modell eingesetzt werden. Da die Rolle der Krankenversicherungen sich zunehmend in die des aktiven Einkäufers wandelt, müssen Reize für eine wertorientierte Entscheidung gesetzt werden. Das Modell sieht vor, zu jedem beteiligten Krankenhaus einen individuellen Basisleistungsindex zu ermittelt um die Qualität und Verbesserungen von Behandlungen ersichtlich zu machen. Der Index wird dann mit dem nationalen Durchschnitt verglichen. Anschließend können weniger effiziente Behandlungen ausgeschlossen werden, was folglich die DRG-basierten Zahlungen senkt. Das Modell gibt auch den Krankenhäusern den Anreiz zur Leistungsverbesserung.

Staatliche Regulierungsmaßnahmen und Finanzierungsprobleme beeinträchtigen stark die Entwicklung des Gesundheitswesens, was es zu durchbrechen gilt. Gelingt dies, kann durch die Erschließung von Wachstumspotenzialen und Ansiedlung ausländischer Spitzenunternehmen die Wertschöpfung bis zu 3,3% im Jahr zunehmen.

Zuletzt soll das Prinzip der solidarischen Finanzierung des Gesundheitswesens aufrecht erhalten bleiben, allerdings mit der Änderung, dass

Versicherungsnehmer für Wahlleistungen verstärkt selber aufkommen müssen, durch erhöhte Selbstbehalte oder Zusatzversicherungen.[16]

---

[16] Vgl. Maulbecker, C., Henke, N., Wernicke, M., (kein Datum), S.124-128

8. Fazit

Deutschland ist ein Sozialstaat und so wird auch das Gesundheitssystem gehalten. Jeder trägt seinen Beitrag dazu bei, um sowohl die sozial Starken, als auch die sozial Schwachen mit einer idealen – und vor allem gleichberechtigten – Gesundheitsversorgung auszustatten. Doch bald reichen die Beitragssätze nicht mehr aus um die gesamte Bevölkerung medizinisch ausreichend versorgen zu können. Grund dafür ist der demographische Wandel und der medizinische Fortschritt. Mit zunehmenden Alter nehmen auch die Krankheiten zu und da der demographische Wandel immer mehr alte Menschen statt junge Menschen verspricht, werden die Kosten für die Krankenkassen weiter steigen, während die Einnahmen konstant bleiben. Der medizinische Fortschritt, der neue Technologien, teure Medikamente und kostenintensive Behandlungsprozesse hervorbringt, treibt die Ausgaben der Krankenkassen weiter in die Höhe.

Um einen Zusammensturz des Gesundheitswesens oder enorm hohe Beitragssätze für Versicherte zu vermeiden, müssen daher einige kostensparende und gewinnbringende Maßnahmen eingeführt werden.

Hinzu kommt, dass es eine soziale Ungerechtigkeit zwischen den privaten und gesetzlich Versicherten gibt, wodurch eine Gleichbehandlung aller Patienten nicht mehr gewährleistet ist. Unterschiede zeigen sich beispielsweise bei der Medikamentenverordnung, ob es sich ein hoch- oder minderwertigeres Produkt handelt, beim Einsatz neuer Behandlungsmethoden, die für die gesetzlich Versicherten erst freigegeben werden müssen oder einfach nur bei den Wartezeiten auf einen Facharzttermin. Das Gelöbnis der Ärzte, keinen Unterschied zwischen Menschen aufgrund von Behinderung, Religion, Nationalität, Rasse, Parteizugehörigkeit oder sozialer Stellung zu machen[17], wird in dem Fall nicht selten gebrochen.

Das Gesundheitssystem ist unverzichtbar und aus diesen Gründen ist es das Ziel die Krankenversorgung für kommende Generationen zu sichern und gleichzeitig dem Prinzip des Sozialstaates gerecht zu werden. Zudem muss darauf geachtet werden, dass die neuen Maßnahmen die Qualität der

---

[17] Vgl. Bundesärztekammer, 2015, S. 2

Patientenversorgung in der PVK und GKV nicht grundlegend unterscheiden, sodass eine Gleichbehandlung nur noch schwer durchsetzbar ist.

Literatur-/ Quellenverzeichnis

Basistarif in der privaten Krankenversicherung. (2017). Abgerufen am 11. 07 2017 von Krankenkassen: https://www.krankenkassen.de/private-krankenversicherung/private-krankenversicherung-basistarif/

Becker, P. D. (kein Datum). Krankenversicherung. Abgerufen am 05. 07 2017 von Gabbler Wirtschaftslexikon: http://wirtschaftslexikon.gabler.de/Definition/krankenversicherung.html

Bundesärztekammer. (2015). (Muster-)Berufsordnung. Frankfurt am Main: Bundesärztekammer.

Dräther, H. (2006). Zur Bedeutung der Familienversicherung. (Jacobs,K., Klauber, J., & Leinert, J., Hrsg.) Fairer Wettbewerb oder Risikoselektion, S. 49-64.

Dräther, H. (2006). Zur Bedeutung der Familienversicherung. (W. I. AOK, Hrsg.) Fairer Wettbewerb oder Risikoselektion?, S. 49-64.

Geschichte der Krankenversicherung. (03. 07 2012). Abgerufen am 04. 07 2017 von Ratgeber-Krankenversicherung.de: http://www.ratgeber-krankenversicherung.de/geschichte-der-krankenversicherung/

Gesetz zur Stärkung des Wettbewerbs in der gesetzlichen Krankenversicherung. (26. 03 2007). Abgerufen am 11. 07 2017 von Bundesgesetzblatt: https://www.bgbl.de/xaver/bgbl/start.xav?startbk=Bundesanzeiger_BGBl &bk=Bundesanzeiger_BGBl&start=//*%5B@attr_id=%27bgbl107s0378.p df%27%5D#__bgbl__%2F%2F*%5B%40attr_id%3D%27bgbl107s0378.p df%27%5D__1499764381846

gesetzliche Krankenversicherung. (23. 05 2017). Abgerufen am 07. 07 2017 von sozialgesetzbuch-sgb.de: http://www.sozialgesetzbuch-sgb.de/sgbv/1.html

Jacobs, K., & Schulze, S. (2006). Der segmentierte Krankenversicherungsmarkt in Deutschland. (W. I. AOK, Hrsg.) Fairer Wettbewerb oder Risikoselektion?, S. 14-16.

Krankenversicherung, C. (Hrsg.). (2016). Vergleich der Systeme GKV und PKV. PKV-Ratgeber(7. Auflage), S. 20-21.

Leinert, J. (2006). Einkommensselektion und ihre Folgen. (Jacobs, K., Klauber, J., & Leinert, J., Hrsg.) Fairer Wettbewerb oder Risikoselektion?, S. 31-47.

Maulbecker, C., Henke, N., & Wernicke, M. (kein Datum). Auf der Suche nachdem Gesundheitssystem der Zukunft. Abgerufen am 14. 07 2017 von Barmer: https://www.barmer.de/blob/71048/26ce416d2c1e35124008b5996737c0 97/data/gesundheitssystem-der-zukunft.pdf

Prof. Dr. Wassmann, H. (2016). Angebotsstrukturen im Gesundheitssektor (8. Ausg.). Riedlingen.

Sehlen, S. (2006). Gestaltungsmöglichkeiten der PKV zur Leistungs- und Ausgabensteuerung. (W. I. AOK, Hrsg.) Fairer Wettbewerb oder Risikoselektion?, S. 77-82.

Statistiken zur Krankenversicherung. (kein Datum). Abgerufen am 11. 07 2017 von Statista: https://de.statista.com/themen/649/krankenversicherung/

Über uns. (kein Datum). Abgerufen am 11. 07 2017 von PKV: https://www.pkv.de/verband/ueber-uns/

Zahlen und Fakten . (kein Datum). Abgerufen am 11. 07 2017 von PKV: https://www.pkv.de/service/zahlen-und-fakten/

BEI GRIN MACHT SICH IHR WISSEN BEZAHLT

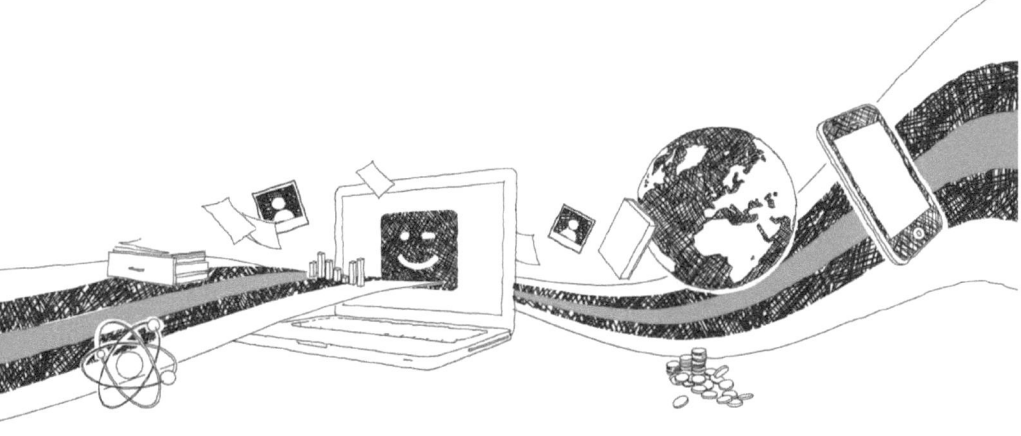

- Wir veröffentlichen Ihre Hausarbeit,
  Bachelor- und Masterarbeit

- Ihr eigenes eBook und Buch -
  weltweit in allen wichtigen Shops

- Verdienen Sie an jedem Verkauf

Jetzt bei www.GRIN.com hochladen
und kostenlos publizieren

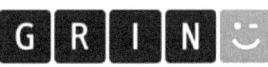